RÉFLEXIONS

SUR L'IMPOSITION

DES NOUVELLES TAXES,

ET

SUR LES MOYENS D'Y SUBVENIR.

Prix : 50 c.

A LYON,

Chez M.me J. BUYNAND née Bruyset, Imp.-Lib.,
rue du Plat, N.° 8, au fond de la cour.

1815.

Imprimerie de J.-M. BOURSY, rue de la Poulaillerie, n° 19.

RÉFLEXIONS

SUR

L'IMPOSITION DES NOUVELLES TAXES;

ET

SUR LES MOYENS D'Y SUBVENIR.

DES circonstances que nous ne pouvions espérer et attendre que des seuls bienfaits de la Providence, ont amené la fin des maux sous lesquels la France a gémi depuis vingt-cinq ans. Des erreurs sans nombre, des crimes accumulés sans mesure, les agitations de l'intrigue et de la cupidité, le développement de toutes les passions ennemies de l'humanité, nous ont placés sur les bords d'un abîme sans fond, prêt à nous engloutir. Une main puissante nous retient encore; elle a ramené parmi nous l'espérance du salut; la douce perspective de la paix a succédé aux angoisses des appréhensions de toute espèce, auxquelles nous étions livrés. Serions-nous assez ingrats ou assez aveugles pour ne pas bénir et aider la main secourable qui vient à notre aide?

Dans l'espèce de solidarité qui pèse sur

toutes les nations, combien de maux n'avons-nous pas à réparer pour ramener la nôtre à ce degré de gloire et de splendeur, objet de l'émulation de nos rivaux et de cette admiration qui s'attache aux succès en tout genre? Comment sommes-nous si profondément déchus? Nos fautes sont trop récentes pour en retracer le souvenir amer; mais au milieu de celles que nous avons le plus à déplorer, s'élève comme un fantôme hideux et effrayant, la désunion qui aigrit et partage les esprits. Français, famille immense et auguste, enfans ingrats d'une même patrie, vous dont les vagissemens se sont fait entendre au même instant autour de vos berceaux, d'une extrémité du Royaume à l'autre, pourriez-vous méconnaître la fraternité qui vous unissait alors? Trop long-temps orphelins, vous avez oublié, méprisé ou supporté impatiemment l'autorité tyrannique sous laquelle vous gémissiez; vous avez cru ne dépendre que de vous-mêmes, vous avez perdu le sentiment de cette autorité légitime et tutélaire qui fit si long-temps la prospérité de nos Pères; revenez aux sentimens qui les animaient; que l'union fasse taire le partage des opinions, qu'elle soit sincère, inaltérable; que l'intérêt commun soit la base de l'intérêt de tous, que la justice et l'amour soient pour nous les liens qui rendront indissoluble ce faisceau qu'un père de famille en mourant, proposait à ses enfans comme un emblême de la marche qu'ils devaient suivre pour être heureux. Ce père de famille, dont l'absence et les malheurs nous furent si funestes, est rentré parmi nous; il a bravé les dangers et les proscriptions pour reconquérir notre amour aussi nécessaire à son bonheur qu'au nôtre. Portons à ses pieds l'hommage d'une réconciliation éternelle, oublions nos ressentimens sans oublier nos fautes; que l'émulation de la vertu et les remords de ceux d'entre les coupables qui ne sont pas destinés à des peines plus sévères, soient la seule distinction qui puisse exister entre les membres de la grande famille, sans cesser d'entretenir parmi eux cette union si nécessaire à leur bonheur. Dans notre désorganisation, nous étions moins une nation qu'un rassemblement d'esclaves ou d'intrigans isolés. Reprenons nos droits : qu'en recouvrant leur Roi les Français recouvrent une patrie, et n'oublions pas que dans cette union franche et sincère, il n'est aucun sacrifice dont nous ne soyons ou puissions être dédommagés au centuple.

Telle est l'énormité des maux dans lesquels les erreurs et les dépenses de la révolution nous ont plongés, qu'en y comprenant la dette de l'arriéré, l'emprunt du Roi et les besoins actuels, la ville de Lyon doit trouver et puiser dans son sein la somme exorbitante de neuf millions ou environ. O vous sur qui repose l'industrie de cette intéressante cité, vous qui, par des sueurs assidues, une économie opiniâtre, ne parvenez qu'avec peine à subvenir au besoin de vos familles, ne soyez ni effrayés ni découragés de cette alarmante perspective. En publiant ces Réflexions, notre unique but a été de chercher les moyens de proportionner d'une manière équitable, la répartition de l'impôt aux moyens des contribuables, de vous garantir de toute espèce de surcharge, et de laisser encore au citoyen le moins aisé les moyens de s'honorer d'un don fait à sa patrie.

On ne saurait chercher les ressources qui nous sont indispensables, qu'auprès de ceux entre les mains de qui nous pouvons les trouver. C'est aux négocians aisés que l'heureuse situation de notre ville et une longue et sage industrie ont enrichis, à ceux que leurs travaux ont aidé à former la classe des propriétaires opulens, aux familles qui, enrichies par d'antiques héritages, ont eu le bonheur rare d'échapper à la tourmente révolutionnaire ; à ceux que les circonstances même ont appelés à des fortunes brillantes, que nous devons particulièrement recourir pour le salut d'un état qu'ils doivent avoir appris à chérir; c'est eux essentiellement que le Magistrat doit être sûr de ne pas interpeler en vain.

Divers moyens employés pour satisfaire à l'urgence du moment, ont été tentés pour combler cet immense déficit; le million sur les deux tiers des patentes et de l'impôt foncier, la taxe extraordinaire sur les loyers n'ont offert que d'insuffisantes ressources. Ces impositions établies à la hâte, n'ont été ni à l'abri de l'inégalité de la répartition, ni à l'abri des faveurs que l'intrigue sait arracher avec tant d'adresse et d'audace. L'expérience a démontré l'impossibilité de la perception entière. Le magistrat, l'avocat, le rentier, et ceux des fonctionnaires publics qui ne payent aucune patente, ont laissé à la classe industrieuse le fardeau du premier de ces impôts (1).

La taxe extraordinaire sur les loyers, établie sur un besoin de première nécessité, s'est trouvée en grande partie dans une disproportion énorme avec l'état précaire des moyens d'une quantité de citoyens et de tous les ren-

---

(1) On a cherché depuis lors à remédier à cet inconvénient, en établissant des taxes sur les rentiers; mais que d'erreurs !

tiers qui n'ont, pour subsister dans l'année, qu'un revenu strictement proportionné à leurs besoins.

Lorsque dans un vaisseau battu par la tempête, et qui fait eau de toutes parts, il ne reste plus pour sauver l'équipage et les passagers, que le jet à la mer des marchandises dont le bâtiment est encombré, peut-on s'opposer à cette mesure, et l'avarie qui en résulte n'est-elle pas répartie sur les intéressés à la cargaison, chacun au prorata de son intérêt? Ne murmurons donc pas contre des sacrifices que nous ne devons ni ne pouvons éviter ; ne nous attachons pas à des palliatifs impuissans, à des perceptions inévitablement injustes, qui aigrissent les esprits et dénaturent la justice du motif qui les sollicite. Cessons de regarder cette imposition comme une charge annuelle à prélever sur les revenus ou les bénéfices de l'année ; attaquons sans crainte nos capitaux, sacrifions-en une faible partie à la conservation du reste ; ce calcul, forcé par la nécessité, pourrait-il paraître étrange à un peuple de négocians, accoutumé à voir dans l'avenir l'augmentation annuelle de sa fortune et l'accroissement de son industrie? Il est heureux pour nous de pouvoir citer plus d'un exemple de ce mode d'imposition dans lequel on a cherché à proportionner les charges publiques à la somme de capitaux que possède le contribuable; la Suisse nous en fournit le modèle depuis un temps immémorial. Genève, en ce moment, s'occupe d'uue répartition à prendre sur les fortunes. Dans des temps désastreux, le ministre Pitt, qui servit si bien les intérêts de sa nation, l'a sauvée par un appel à la déclaration assermentée des fortunes (2); et les déclarans y mirent tant de régularité et de bonne foi, que, sur un million d'habitans, la Commission nommée pour vérifier leurs déclarations, n'eut que trois d'entr'eux à mander pour exposer leurs motifs qui fûrent approuvés.

Ce serait outrager la Nation Française, qui met au premier rang des vertus son amour pour son Souverain, et son dévouement à la patrie, que de ne pas oser attendre, de sa part, les témoignages honorables de cette noble franchise. Les premières années de la révolution n'ont-elles pas vu les Lyonnais exposer leurs fortunes, sacrifier leurs vies et ce qu'ils avaient de plus cher, au maintien des principes qui font la base des sociétés bien organisées? Aurions-nous dégénéré au point de n'être plus animés par un exemple dont les témoins et les auteurs

---

(1) Impôt appelé *Income-tax*.

existent encore, pour la plupart, au milieu de nous? N'avons-nous pas vu, dans ces derniers jours, avec quel empressement les citoyens aisés assiégeaient les bureaux des receveurs, pour y porter le produit de la taxe sur les loyers ?

L'imposition dont on a cherché à tracer le plan, partagerait en diverses classes la masse entière des citoyens.

La première, composée de ceux qui vivent de leur travail, ne serait point soumise à l'impôt, mais ne serait pas exclue de l'honneur de contribuer au secours de la patrie, par un don libre et volontaire, et par cela même plus digne de les faire remarquer honorablement.

Ceux qui, évaluation faite de leurs capitaux, et du produit courant de leur industrie, auront atteint une fortune depuis dix mille jusqu'à 50 mille francs, payeront demi pour cent de leur capital.

De 50 à 100 mille francs, le don s'élèvera à un pour cent.

De 100 à 200 mille francs, il sera porté à un et demi pour cent.

De 200 à 300 mille francs, il sera prélevé deux pour cent.

De 300 à 400 mille francs, il sera prélevé deux et demi pour cent.

De 400 à 500 mille francs, on prélèvera trois pour cent (3), qui serait le maximum adapté à toutes les fortunes supérieures.

Aucun moyen vexatoire ne souillera la levée de cet impôt, déterminé par cette bonne foi, sans laquelle nul contrat ne pourrait exister. Des suppositions erronées n'exagèreront ni ne diminueront le tribut que chacun se sera imposé dans l'évaluation assermentée de sa fortune, qu'il sera tenu de remettre à la Commission nommée pour la recevoir. Personne n'aura

---

(3) Ne pouvant établir aucun calcul sur la quotité que produirait cette base, qui peut être plus ou moins suffisante, nous n'avons voulu indiquer ici que la mesure proportionnelle, et nous ajouterons que, quel que soit l'impôt, on donnerait aux Négocians la faculté de payer en deux parts, de six en six mois, avec intérêt; et le propriétaire foncier consentirait des cédules hypothécaires portant intérêt, et à des termes convenus à l'amiable avec l'autorité.

Voici les bases adoptées à Genève :

Au-dessous de 12 mille francs, . . . rien.
De 12 à 40 mille francs, ... 1 pour mille.
De 40 à 80 mille francs, ... 2 pour mille.
Et au-dessus, ... 3 pour mille.

Nous ignorons quelle est la somme qu'on a intention de percevoir; mais une base aussi modique indique une Cité très-opulente, ou des besoins très-circonscrits.

à réclamer contre une taxation dont il aura lui-même donné les bases et formé les élémens.

Mais l'intérêt personnel, accoutumé à s'isoler, ne manquera pas, dans ces temps de perversité et de corruption, à s'agiter en tout sens, à provoquer une coupable préférence en sa faveur. Une Commission composée de gens irréprochables, dans une grande ville de commerce, où le mouvement des affaires a déjà appris à juger de l'intensité des fortunes, saura apprécier la sincérité des déclarations : le soin d'appeler et d'entendre ceux qu'elle aura cru trouver en défaut, aidera à l'éclairer : le jugement arbitral qu'elle prononcera en dernier ressort, ne sera fondé que sur la plus exacte justice (4).

Les fonctionnaires publics étant étrangers à la taxe des patentes, ainsi qu'à celle de la contribution foncière, lorsqu'ils ne possèdent aucun immeuble, on *capitaliserait* leur traitement sur le pied de dix pour cent; ce capital serait réuni à celui de leur fortune particulière, et le tout soumis à la taxe convenue.

---

(4) A Francfort, où les impositions sont aussi établies sur la déclaration assermentée des fortunes, la rigueur qu'on met à en assurer la fidélité est telle, que si à la mort du déclarant, sa déclaration est reconnue fausse, on confisque sur les héritiers une partie de la fortune du défunt.

L'industrie du commerce a associé sur notre place à nos travaux, des commanditaires puissans, étrangers au département et à la France même, qui ont confié leurs capitaux aux talens et à la sagesse de Négocians peu fortunés, mais recommandables par leur habileté. Ils voient plus d'une fois, chaque année, se reproduire l'intérêt de leur mise de fonds, et aident à fertiliser le sol dont l'heureuse position les favorise. Ils sont devenus nos émules, nos amis, nos frères ; peuvent-ils, dans une circonstance qui ne se reproduira jamais, se regarder comme étrangers à nos maux? En confiant leurs fonds aux événemens dont nous étions menacés, ne les ont-ils pas soumis aux dangers que nous courions, et qu'ils ont partagés? Peuvent-ils ne pas être associés aux frais d'une délivrance commune, comme à l'espérance de plus en plus certaine d'un avenir prospère? Leurs capitaux en commandite seront donc déclarés par les commandités, et soumis à la taxe proposée.

Les bases de l'impôt que nous cherchons à établir sur les fortunes, sont bien préférables à celles qu'on a assises sur les patentes, dans lesquelles on a consulté plutôt le genre de commerce, que les moyens du contribuable ; de telle sorte que le millionnaire ne paye pas plus que le négociant sans fortune, exerçant le même commerce. Est-il équitable que l'agent-de-change sans fonction dès que le commerce languit, qui souvent n'a pour tout bien que le capital de sa charge, soit assimilé au plus riche banquier?

La contribution foncière, assise dans les divers départemens d'une manière illégale, n'offre pas une base plus certaine; plusieurs propriétaires sont grèvés d'hypothèques au profit de tiers-étrangers au département; de sorte que le propriétaire apparent se trouve souvent chargé d'un impôt qui ne devrait peser que sur le bailleur de fonds, seul propriétaire de fait, et combien d'autres sont grèvés de rentes viagères......

Les loyers d'habitation que tel ou tel genre d'industrie porte à établir dans des quartiers plus dispendieux, ceux que nécessite une nombreuse famille, même dans les fortunes les plus modiques, présentent la même inégalité dans la répartition. Tout nous rappelle donc à la simplicité du plan qu'on propose; mais il n'est pas à l'abri de toute objection, et nous devons les prévenir.

On nous dira que la crainte de voir diminuer leur crédit, portera quelques maisons de commerce à présenter des moyens plus étendus qu'ils ne le sont dans la réalité. Nous avons peu à craindre cette rivalité entre le désir de la réputation et l'empressement de diminuer un sacrifice indispensable. On sait d'ailleurs que, dans des villes de commerce, le crédit s'attache autant aux talens personnels et à la sagesse de la conduite, qu'aux moyens déjà acquis.

Les propriétaires d'immeubles situés dans d'autres départemens, qui ont eu des charges pécuniaires à supporter, comment pourront-ils être soumis au nouveau plan d'imposition?

Il sera juste de leur tenir compte des sommes qu'ils auront payées d'après quittance, et de les imputer sur ce qu'ils pourront devoir pour l'impôt proposé; mais on n'y comprendra point les réquisitions de denrées en nature, attendu qu'elles doivent entrer dans le compte général qu'en fera le Gouvernement pour en opérer le remboursement au marc le franc des contributions générales.

Combien d'ailleurs, le département du Rhône n'aurait-il pas lieu de s'applaudir, si, de cet enchevêtrement d'intérêts entre les départemens voisins, il pouvait en résulter pour la France entière, ou au moins pour sa partie la plus essentielle, l'adoption d'un plan simple, uniforme, propre à fermer d'un seul coup, sans retour et sans délai, l'une des plaies les plus essentielles de l'Etat ; à nous faire oublier un mal passager, et à donner à notre industrie un essor auquel des sacrifices momentanés n'auront pu qu'ajouter un nouveau degré d'énergie ?

L'impôt proposé devant embrasser toutes les taxes nouvelles qui ont eu lieu au-delà des impositions ordinaires, les quittances dont l'objet sera relatif à ces taxes extraordinaires, seraient admises pour comptant en payement de l'impôt unique destiné à acquitter la dette immense qu'on cherche à éteindre.

www.ingramcontent.com/pod-product-compliance
Ingram Content Group UK Ltd.
Pitfield, Milton Keynes, MK11 3LW, UK
UKHW022211190726
13855UKWH00004B/1709